I0074850

NOUVELLES
INSTRUCTIONS POPULAIRES
SUR LES MOYENS DE COMBATTRE ET DE DÉTRUIRE
LA
MALADIE ACTUELLE
(Gangrène humide)
DES
POMMES DE TERRE
ET SUR LES MOYENS D'OBTENIR
PENDANT L'HIVER,
ET SPÉCIALEMENT EN FRANCE,
les récoltes de ces tubercules,

SUIVI DE QUELQUES MOTS

SUR LA CULTURE ET L'USAGE DU TOPINAMBOUR;

PAR M. MOREN,

Professeur d'agriculture et d'économie forestière à l'université de
Bordeaux (Gironde), membre de l'Académie royale des Sciences,
Lettres et Beaux-arts, et la Société d'Agriculture de la province de

La pomme de terre est le pain du pauvre.
— Louis XVI.

PARIS,
LIBRAIRIE ENCYCLOPÉDIQUE DE RORET,
rue Hautefeuille.

1845
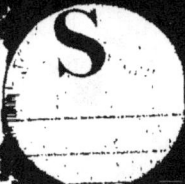

NOUVELLES

INSTRUCTIONS POPULAIRES

SUR LES

POMMES DE TERRE.

Les exemplaires voulus par la loi ont été déposés, et toute contre-
façon sera poursuivie : chaque exemplaire est muni de la griffe de
l'auteur.

PARIS. — IMPRIMERIE DE FAIN ET THUNOT,
rue Racine, 28, près de l'Odéon.

NOUVELLES

INSTRUCTIONS POPULAIRES

SUR LES MOYENS DE COMBATTRE ET DE DÉTRUIRE

LA

MALADIE ACTUELLE

(Gangrène humide)

DES

POMMES DE TERRE

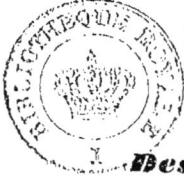

ET SUR LES MOYENS D'OBTENIR

PENDANT L'HIVER,

ET SPÉCIALEMENT EN FRANCE,

Des récoltes de ces tubercules,

SUIVIES DE RENSEIGNEMENTS

SUR LA CULTURE ET L'USAGE DU TOPINAMBOUR;

PAR

CH. MORREN,

Professeur de Botanique, d'Agriculture et d'Économie forestière à l'Université de Liége, Directeur du Jardin Botanique, Membre de l'Académie royale des Sciences et Belles-Lettres de Bruxelles, de la Commission d'Agriculture de la province de Liége, Membre de la Commission royale chargée de l'examen des pommes de terre, etc., etc.

La pomme de terre est le pain du pauvre.
Louis XVI.

PARIS,

A LA LIBRAIRIE ENCYCLOPÉDIQUE DE RORET,
10 bis, rue Hautefeuille.

1845

PRÉFACE.

Je n'ai pas écrit cet opuscule pour les savants ; je l'ai rédigé pour les cultivateurs, les propriétaires, les agronomes, les hommes de la pratique. Je ne m'exprime donc pas ici en termes de la science, je me sers autant que possible de mots connus et de comparaisons même triviales : mon but étant d'être compris et de porter conviction, j'ai dû suivre cette voie. La haute instruction ne court ni les rues ni les campagnes.

Je présenterai à l'Académie royale des Sciences et des Belles-Lettres de Bruxelles un mémoire sur la question scientifique et approfondie.

Si l'on avait suivi généralement mes conseils alors qu'il en était temps encore, on eût épargné de grands maux à l'Europe. On a jeté le doute dans les populations ordinairement actives ; quelques-uns ont raisonné ou déraisonné à leur manière ; devant une maladie grave on a voulu jouer le médecin, sans antécédents, sans études sérieuses, sans expérience, et de là est arrivé le plus grand mal de tous, l'inaction. Aujourd'hui le mal est enraciné, qu'on en pense ce qu'on veut ; je ne dirai pas qu'il ne m'importe, mais je dirai je le déplore ! De plus grands efforts sont donc nécessaires. Si l'homme prudent songe au lendemain, le cultivateur qui connaît ses propres intérêts et ceux de son pays, doit songer aux années à venir, et c'est parce que je redoute l'épidémie — puissé-je être faux prophète! — pour l'année prochaine, ou même pour les plantations de l'hiver, que je tâche par tous mes moyens d'amener la conviction dans les esprits et l'action dans les bras.

Quelques personnes se sont imaginé que mes lettres avaient pour but d'effrayer les populations. Il eût été plus juste de dire le contraire, puisque offrir des remèdes au mal est sans doute plus propre à tranquilliser les esprits qu'à les effrayer. Seulement j'attire l'attention sérieuse sur l'avenir. Il faut qu'on agisse pour extirper le mal.

Ceux même qui ont combattu ma manière théorique de voir ont néanmoins tous approuvé mes remèdes, ou se sont donné des airs d'en inventer d'autres en préconisant les mêmes. Jusqu'à présent, il n'y a que mes moyens de destruction et mes moyens d'obvier au mal par les plantations hivernales qui ont été recommandés par les gouvernements aux populations. En France, en Hollande, en Allemagne, en Angleterre, l'accord a été unanime sur ce point. Mes adversaires ont beaucoup parlé et n'ont rien proposé d'efficace. Les praticiens qui ont agi d'après mes prescriptions s'en sont bien trouvés.

Cette brochure a été écrite primitivement pour la Belgique. Son succès a dépassé toutes mes espérances, et, je dois le reconnaître, c'est d'après les conseils qui y sont donnés que sur un grand nombre de points les cultures hivernales ont commencé. Lorsque je sus que dans la séance de l'Académie des Sciences de Paris (15 septembre), les savants les plus illustres de France eurent approuvé entièrement et mes explications et mes procédés pratiques, et lorsque le lendemain j'appris que la Société royale et centrale d'agriculture de Paris s'était, dans son rapport à M. le ministre du commerce, ralliée sans réserve à mes idées, je n'hésitai plus à approprier mon travail, autant que j'en avais le moyen, à la France. Ce pays est admirablement placé pour les cultures hivernales, les gelées y étant moins fortes qu'en Belgique.

Dans ces sortes d'épidémies, la promptitude d'action est souvent, comme dans une bataille, la condition certaine de la réussite. Voir vite ce qui est juste est donc un mérite, et je dois déclarer ici avec un vrai plaisir que déjà le 27 août la Société d'agriculture, sciences et arts de Valenciennes, par l'organe de son secrétaire, M. Deffaux, recommandait à M. le sous-préfet de l'arrondissement tous les moyens préconisés dans ma lettre du 18 août. En France, les plus honorables appuis ne m'ont donc pas manqué, et je le déclare, sans hésiter, je suis heureux de tant et de si consciencieuses approbations.

Au moment où j'allais terminer ces lignes, je reçois les preuves que mes idées sont aussi approuvées en Angleterre. Le savant M. Berkeley a fait une série d'expériences qui ont prouvé de la manière la plus positive que le botrytis est la cause du mal, et ce qui était une conjecture dans l'esprit de l'excellent observateur M. Payen, à savoir, l'existence des sporules (graines) de ce champignon dans les tubercules, est devenu un fait certain par les recherches de M. Berkeley, qui a fait germer ces graines. Les curieuses observations de M. Montagne ont aussi beaucoup contribué, en France comme en Angleterre, à éclaircir une théorie dont la vraie connaissance est de la plus haute utilité pour la pratique. Il y a aujourd'hui un tel ensemble de faits sur l'efficacité du chaulage, tant en Angleterre qu'en Belgique, que c'est gravement compromettre l'intérêt d'un pays que de ne pas se rendre à l'évidence et de ne pas agir en conséquence.

D'après ce qui précède, je crois rendre service à l'agriculture française en publiant ces *Nouvelles instructions populaires*, et puissé-je être récompensé de mes peines en voyant le fléau diminuer ou disparaître de ce pays, par l'emploi des moyens que j'ai recommandés, et surtout en voyant s'augmenter les récoltes par un mode de culture qui, bien que connu, n'était point généralement vulgarisé en France.

CH. MORREN.

Liége, ce 30 septembre.

PREMIÈRE PARTIE.

CHAPITRE PREMIER.

De la gangrène humide des pommes de terre.

Un fléau terrible a frappé les plantations de pommes de terre en Belgique. C'est le 24 juillet qu'il apparut pour la première fois avec quelque intensité entre Xhendremal et Landen; mais déjà en 1842, cette même maladie avait été observée dans la province de Liége, et dans ma leçon publique d'agriculture, donnée à l'université de Liége, le 24 mars 1843, en présence d'un grand nombre de propriétaires, j'exposai son histoire, les moyens de la combattre et prévis pour l'avenir le malheur dont le pays aujourd'hui est accablé.

De proche en proche le mal a envahi toutes nos provinces. Les contrées rhénanes subissent aussi les conséquences de l'épidémie. Celle-ci s'est étendue en Westphalie, en Hollande, en France et en Angleterre. Elle remonte aujourd'hui de la Westphalie dans le Mecklembourg, le Hanovre et le Danemarck. La Russie même est atteinte : les environs de Riga ont vu périr leurs plantations. En Angleterre des comtés du midi et du centre, le fléau remonte vers ceux du nord. Il a envahi d'abord l'île de Wight et s'est communiqué de là aux comtés les plus voisins, tout en passant la mer. Pendant toute cette marche, la température a été des plus douces et plutôt élevée que basse, de 5 degrés minimum à 25 degrés centigrades maximum.

Vers le 12 septembre, le mal passa du pays de Galles en Irlande, et les environs de Dublin, vis-à-vis du canal de Saint-Georges, furent des premiers attaqués.

Le fléau sévit d'ailleurs avec une grande intensité depuis plusieurs années aux États-Unis, au Canada et dans plusieurs

1.

régions de l'Amérique; il y revient toutes les années et on lutte avec grande peine contre lui, parce qu'en Amérique aussi la diversité des systèmes détruit l'uniformité des moyens. La levée des boucliers devrait être générale contre un ennemi de cette ténacité.

Après des observations et des expériences faites tous les jours, il me reste prouvé que le mal commence par la feuille. Cet organe pâlit d'abord; puis jaunit. Lorsqu'il est jaune, on reconnaît à la loupe, sur sa surface inférieure, une légère moisissure. Le lendemain la tache est noire et alors la moisissure d'un blanc terne est plus forte. En même temps des taches noires se déclarent sur divers points de la tige. Ces taches deviennent peu à peu plus grandes et plus nombreuses. Les feuilles se dessèchent et brunissent. La moisissure disparait en même temps et au bout de quelques jours la plante entière (la fane) est sèche, brunie, noircie, et de nouvelles moisissures, mais d'un autre aspect, se développent sur les plantes mortes.

Pendant que ces changements ont lieu sur la partie de la plante qui plonge dans l'air, les tubercules se détériorent peu à peu. D'abord, aussi longtemps que les feuilles n'ont pas de taches noires, le tubercule est sain; quand les taches brunes ont envahi la tige, les tubercules commencent à être attaqués. Quand on les coupe en deux, transversalement, on aperçoit dans cette partie qui s'étend entre la peau (pelure) et un cercle blanc, limite intérieure de l'écorce, des taches jaunes qui deviennent brunes ensuite. A mesure que le mal augmente, ces taches se rapprochent, finissent par envahir toute la partie corticale, surtout aux environs des yeux, et plus tard le centre même de la pomme de terre jaunit, brunit et se noircit. Quand la maladie poursuit sa marche, le tubercule devient humide à sa partie externe, puis il pourrit entièrement en répandant une odeur repoussante, et on peut alors assurer que s'il y a encore de la fécule dans le tubercule, cette fécule nage dans un fluide malsain dont il serait aussi dangereux que dégoûtant de faire usage.

Par une circonstance curieuse et qui est de la plus grande vérité, l'odeur des pommes de terre attaquées fait déjà reconnaître la nature du mal. M. Payen eut à examiner pourquoi le pain de munition de la garnison de Paris se détériorait: l'odeur lui décéla un champignon; M. Payen, en sentant les pommes de terre malades, reconnut une odeur analogue, et en effet, c'est bien un champignon qui a détruit le suc animalisé du tubercule. Les vrais savants ont tous une grande finesse de sens, parce qu'ils les exercent pour développer leur intelligence.

Tantôt quinze jours, tantôt trois semaines suffisent pour amener cette décomposition que je nomme la *gangrène humide*, parce que c'est une décomposition avec excès d'humidité du tissu de la plante.

J'ai vu des fleurs et des fruits attaqués du même mal. Les fruits de la pomme de terre attaquée deviennent aussi bruns, tachés et pourrissent de même que les tubercules.

Des pommes de terre de l'espèce dite *couveuse* et qui ont produit des jeunes tubercules dans une cave sans avoir poussé une seule fane ont été attaquées. La liqueur brune, la sanie qui découlait de la pomme de terre mère m'a servi à communiquer le mal aux petits tubercules qui peu à peu se détérioraient et noircissaient. Ainsi donc, si dans la végétation habituelle, le mal va de la feuille à la tige et de celle-ci aux tubercules, il peut néammoins se communiquer de tubercule à tubercule. Ce fait est de la plus haute importance à noter pour le commerce quand il s'agit d'aller chercher des tubercules dans un pays infecté et qu'on croit sain. Les tubercules amoncelés en fond de cale peuvent fort bien s'échauffer, fermenter et, si le mal y est, pourrir.

Le fait que je signale ici, je l'ai vu se répéter dans un grand nombre de localités différentes. A Wavre (Brabant) un autre fait s'est passé. On avait cultivé des pommes de terre dans une serre fermée; les plantes étaient saines. On ouvrit un jour les chassis. Le soir les plantes étaient attaquées. Il ne s'agit point ici de température, mais de l'air qui avait apporté le miasme, et le miasme qu'est-ce? sinon un corps très-petit, des sporules (graines) d'un champignon.

Cette maladie ne doit pas être confondue ni avec la *gale* des pommes de terre, ni avec la *frisole*. Nos cultures ont la gale depuis longtemps. Ce sont de simples ulcérations extérieures des tubercules. La frisole a sévi surtout en 1781, et c'est sur elle que Van Baveghem a écrit de bonnes dissertations. La frisole dessèche les feuilles, les crispe et les flétrit; elle diminue la récolte, mais ne détruit pas les tubercules par la pourriture.

CHAPITRE DEUXIÈME.

De la cause de la grangrène humide.

On peut ne pas être de mon avis, mais je dois persévérer plus que jamais dans celui que j'ai émis avant et dès l'invasion du mal. De tout ce qu'on a écrit sur cette matière, rien n'a pu ébranler ma conviction; au contraire : une foule de faits, un ensemble imposant de preuves sont venus de toute l'Europe et de l'Amérique même me convaincre que je ne me suis pas trompé. Le grand cri, lancé après ma lettre du 18 août : *le champignon est l'effet du mal et non sa cause*, s'est réduit à n'être qu'un cri, c'est-à-dire, un peu de bruit dans l'air. Un cri n'est pas une vérité!

Il est fort important de connaître la cause du mal, parce que cette cause étant déterminée, on peut prendre des moyens pour l'éloigner ou la détruire.

Sans cette connaissance on erre dans le vague, on hésite, on doute, et pendant ce doute le mal fait des progrès.

La cause du mal réside selon moi dans un petit champignon du genre des moisissures et que les savants appellent un *Botrytis.*

Tout le monde sait qu'il y a beaucoup de champignons vénéneux pour l'homme et les animaux. De même, il y a beaucoup de champignons, les plus petits surtout, qui envahissent les plantes. Les oignons, les échalotes, le houblon, la carde, les carottes, les choux, etc., en un mot toutes les plantes ont de cruels ennemis dans ces petits êtres parasites. Le *blanc du rosier*, le *blanc des pensées*, la *rouille* des céréales, l'*ergot* du seigle, le *charbon* de l'avoine, etc., ne sont que des champignons tout aussi délétères et aussi destructeurs. Dans un sens, toutes les bruyères (Erica) deviennent parfois malades et blanchissent, elles meurent: c'est un champignon qui les tue. Il n'y a pas un seul cultivateur instruit qui ne connaisse ces détails.

Un *botrytis*, cousin-germain de celui de la pomme de terre, mais plus feutré et à fruits plus ronds, attaque les betteraves. La feuille devient malade après s'en être couverte dans quelques endroits, puis la racine noircit par taches à l'intérieur et pourrit. Cette maladie sévit en ce moment à Glons. M. l'abbé Van den Hecke, vicaire-général de Versailles, savant d'une grande exactitude et très-connu par des publications sur le parasitisme et d'autres phénomènes de ce genre, a étudié un autre *botrytis* qui attaque la poirée et y produit des destructions semblables. Un *botrytis* s'empare des vers à soie, les couvre de ses moisissures et en tue par milliers. C'est souvent la ruine des magnaneries. Le pain de munition de Paris devint impropre à la nourriture; M. Payen l'examina; il reconnut que sa détérioration était due à un champignon. Vers 1828, la mélasse et les pains de sucre des raffineries d'Amsterdam se noircissaient et se gâtaient. L'Institut d'Amsterdam fit examiner soigneusement le fait : MM. Van-Dyk et Van-Beek d'Utrecht reconnurent que la destruction provenait du développement dans le sucre d'un champignon noir, le *syncollesia mucoroïdes;* ils préconisèrent l'emploi de la chaux et du chlorure de chaux et le champignon fut détruit.

En Angleterre et ailleurs, surtout dans les constructions navales et des chemins de fer, on a remarqué que le bois tombait en pourriture à la suite du développement d'un champignon. En France, la marine a eu à souffrir de la destruction des voiles des navires par un champignon. Les ateliers de voileries de Brest perdirent pour des sommes considérables de toiles. M. Auguste Morren, doyen de la faculté des sciences de Rennes, vit que la piqûre noire était due à un champignon.

Ces petits champignons se reconnaissent bien à l'œil nu, quand ils sont en masse, absolument comme on reconnaît à l'œil nu aussi que le duvet d'une moisissure se compose de filets mous et flexibles et qui vivent puisqu'ils naissent, grandissent, se reproduisent et meurent.

Sur la fane de la pomme de terre malade on voit aussi ces masses de *botrytis*, mais non leur forme. Il faut pour cela un verre grossissant, une loupe, un microscope. Je sais bien qu'un cultivateur ne se sert guère de ces instruments-là, et je ne demande pas qu'il s'en serve. Dans un pays civilisé, l'agriculture a assez d'amis parmi les personnes instruites pour qu'elles s'intéressent à ses progrès, et c'est à ces personnes-là qu'il appartient de faire des recherches semblables. L'agriculteur profite toutefois des conséquences où les recherches de la science mènent, et cela suffit.

Quand donc on examine à la loupe le dessous d'une feuille de pomme de terre malade, on voit entre les poils une masse de filets qui pendent comme d'épais buissons, et sur ces filets des milliards de petits corps de la forme d'œufs. Dans ces œufs, qui sont des fruits, se trouvent de très-petits corpuscules, et ces milliards de semences peuvent propager le *botrytis* très-vite et très-loin. La raison humaine ne saurait se rendre compte ni de cette vitesse, ni de cette facilité à se répandre. Il est très-probable que des millions de ces champignons peuvent se former en une minute, et les fruits n'égalant pas la centième partie d'un millimètre, on conçoit facilement comment le moindre vent peut les transporter au loin.

Ce champignon, avec tous ses filets, ses fruits et ses semences, a une base comme un arbre, a un tronc et une racine. Sa racine à lui est formée de petits fils qui se croisent de mille façons, comme un filet, et ceux qui ont jamais examiné dans le fumier de cheval du blanc de champignon, reconnaîtront tout de suite une structure de ce genre.

Or, quand ce champignon ou cette moisissure a attaqué la plante de la pomme de terre, il empoisonne sa sève ou son jus. La sève ou le jus vivant d'une plante qui est faite à l'intérieur comme est faite une plante de pomme de terre, se forme dans la feuille et descend par l'écorce dans les parties inférieures du végétal, absolument comme notre sang est chassé par le cœur dans nos extrémités, nos jambes et nos bras. Or, cette sève est malade, frappée dans sa vie par un poison ; elle descend donc dans la tige et y produit ces taches noires dont j'ai parlé. Ces taches sont des mortifications comme dans la gangrène. Les tubercules de la pomme de terre ne sont pas des racines, mais des branches souterraines, et ce qui le prouve ce sont leurs yeux d'où sortent les feuilles ; une racine n'a jamais ni yeux ni feuilles. Ces tubercules reçoivent donc aussi de la sève par leur écorce, et dans une plante malade, cette sève est gâtée. La gangrène qu'elle produit se communique donc aussi au tubercule et celui-ci commence à se gâter par l'écorce, par la partie donc où cette sève empoisonnée circule. Bientôt la gangrène humide se communique de proche en proche à tout le tubercule, et celui-ci noircit, pourrit, pue et tombe en putrilage infect.

M. Payen a émis une idée très-rationnelle en disant que les globules qu'il a vus nager dans le suc cellulaire morbide pourraient bien être les spores (graines) du champignon envahisseur ; M. Berkeley, en Angleterre, a mis ce fait hors de doute. Il a enfermé les tubercules à leur sortie de terre, et sans qu'il y eût sur eux d'apparence de *botrytis*, dans des boîtes d'étain qui furent ensuite scellées hermétiquement. Douze heures après les *botrytis* étaient en pleine végétation sur ces tubercules. Ce que je vis à l'air libre, M. Berkeley l'observe dans des boîtes scellées.

Pendant que M. Mareska faisait ces observations en Belgique, M. Édouard Solly en faisait de semblables à Londres. Il reconnut que la matière putride des tubercules détruit l'albumine et les matières azotées, du suc des cellules. La fécule n'est pas attaquée immédiatement ; au contraire, dans la gangrène sèche, étudiée par M. De Martius, le grain de fécule était directement attaqué par le champignon de cette maladie, ou le *fusisporium solani*.

M. le docteur Louis Mandl a émis une opinion qui se rapproche de celle de M. Solly, et qui corrobore aussi la théorie sur le *botrytis* ; et par théorie j'entends ici la réunion des faits expliqués dans la même branche des sciences, et je ne dis pas l'hypothèse, chose toujours conjecturale. M. Mandl pense donc que puisque M. Cagniard-Latour, a prouvé que toute fermentation vineuse est accompagnée du développement d'un grand nombre de plantes cryptogamiques comme celles qui forment la levure elle-même, le champignon provoque la fermentation (décomposition) du suc cellulaire des pommes de terre et le suc fermenté sert à son tour à le propager. Cela peut être très-vrai, et cela nous paraît très-probable.

Il y a des gens qui diront que je me suis trompé, que la moisissure est l'effet de la maladie et non la cause. Rien n'est plus faux que cette assertion, et de plus rien n'est plus dangereux à croire, car avec ces idées-là on reste les bras croisés devant le mal ; on ne fait rien, tandis que le mal marche toujours.

Il y a plus, c'est qu'avec ces mêmes idées, on ne fera rien l'année prochaine, ni cet hiver, contre le mal, et le fléau qui n'aura pas été combattu efficacement, reviendra l'année prochaine. Voilà où mène le beau système des gens qui ne parlent ainsi que par esprit de contradiction.

Il est infiniment probable que le *botrytis* est originaire de l'Amérique même, et qu'il nous aura été apporté par quelque introduction de pommes de terre maladives. Ce n'est pas là seul fléau qui nous soit arrivé de ce Nouveau-Monde. Aux États-Unis le *botrytis* a sévi en 1844, et cette année-ci il a reparu et anéanti de nouveau presque toutes les plantations de pommes de terre. Les nouvelles d'Amérique sont aussi déplorables que celles d'Europe. Une lettre de M. William Bacon, datée du mont Osceola, le 22 juin 1845, donne des détails précis sur le fléau qui fit éruption au Canada en 1844 et y détruit actuellement encore toutes les cultures. En 1826, les récoltes des pommes de terre furent aussi anéanties dans l'Amérique du Nord, et ce furent des pommes de terre de Bohême, expédiées de Hambourg, qui y renouvelèrent les plantations.

Le champignon est la cause du mal :

Parce que depuis deux siècles qu'on cultive la pomme de terre, les mêmes influences de température et d'humidité se sont présentées sans le fléau actuel ;

Parce que le champignon, dans son premier état, paraît avec l'invasion de la maladie, et qu'avant sa présence on ne voit rien qui indique une plante malade ;

Parce que si on prend la graine du champignon et qu'on la sème sur une plante saine ou qu'on l'introduise sous sa peau, cette plante devient malade ;

Parce que partout où l'air peut pénétrer librement, les graines de ce champignon peuvent voltiger, et qu'ainsi des pommes de terre que j'ai vu cette année cultiver dans des chambres, sous de douces températures, avec une humidité réglée, n'en ont pas moins été attaquées ;

Parce que des champignons semblables, du même genre, et dont l'histoire est bien connue, font le même effet et causent les mêmes maux sur les vers à soie, les houblons, etc.

Ainsi, la preuve directe, la ressemblance du fait avec d'autres faits, l'expérience de l'inoculation du mal, comme on inocule la petite vérole, comme on contracte la gale par le contact d'un galeux, tous les faits prouvent à toute évidence que le *botrytis* est la cause du mal et non son effet.

Je le sais bien ; quand une pomme de terre est pourrie, on y trouve plus qu'un *botrytis*. Celui-là a souvent disparu alors qu'on voit des moisissures d'autres espèces, des vers, des larves, des vermines de tout genre. Cela n'est pas plus extraordinaire que de trouver des vers et des mouches dans de la viande corrompue. Ces mouches et ces vers y sont, parce qu'ils y sont venus et non parce que la viande corrompue les a créés.

Le *botrytis* croît et périt vite. Pour naître, croître, se reproduire et mourir promptement, ses attaques n'en sont pas moins léthifères. M. Berkeley a prêté aussi une attention toute spéciale à cette vitesse de développement, et il faut, en pratique, en conclure aussi la promptitude d'action. Avec un ennemi lent, il est permis d'attendre, mais avec un ennemi si actif, et qui vous échappe si vite, après avoir agi, attendre, c'est être vaincu. Beaucoup de personnes ont nié l'existence du *botrytis* ou son effet comme cause, parce qu'elles ne l'ont pas vu, mais ce fait négatif ne prouve que leur inexpérience ou leur inhabileté. J'ai lu une longue et prétendue réfutation de ma manière de voir où l'auteur poussait la bonhomie au point de me représenter comme ayant pris des grains de sable attachés aux tubercules pour des *botrytis !* Le Donquichotisme ne va pas plus loin, et cela amuse sans exiger de réponse.

Il faut savoir maintenant que les meilleurs observateurs qui se sont occupés des champignons, et entre autres le professeur de Lund, en Suède, M. Fries, ont reconnu que dans quelques *botrytis* le fruit s'ouvre et laisse échapper un très-grand nombre de tout petits points, lesquels sont des graines d'une très-grande ténuité. Cette opinion est singulièrement d'accord avec celle du savant M. Payen. Le *botrytis* de la pomme de terre est dans ce cas, et les corpuscules qui peuvent le reproduire s'attachent aux tubercules comme à toute la plante. Quand donc on plante ces tubercules, on met en terre avec eux le germe du mal, et bientôt la fane, en montant, porte ce germe sur les feuilles où le champignon se développe et se reproduit de nouveau. Le chaulage que je propose d'appliquer au tubercule a pour but de tuer ces germes.

CHAPITRE TROISIÈME.

Moyens de combattre la gangrène humide et d'empêcher son retour.

La cause connue, on peut raisonner la pratique. On n'agit plus en aveugle, on ne tâtonne plus, on ne se perd plus en conjectures. L'ennemi est connu, il est devant vous, il vous menace, vous marchez droit à lui, et vous l'exterminez si vous le voulez.

Malheureusement, dans notre pays, on est resté devant le fléau comme s'il avait paralysé les bras et l'esprit. Dieu veut que l'homme travaille, et le sage l'a dit : *aide-toi, le ciel t'aidera.* Qu'on s'aide donc.

J'ai été écouté par des propriétaires instruits, et ceux qui ont agi d'après mes conseils s'en sont tous bien trouvés. Il est juste, au reste, que les lumières arrivent dans les campagnes par ceux qui les possèdent. Les perfectionnements en agriculture ne remonteront pas du paysan, du laboureur à

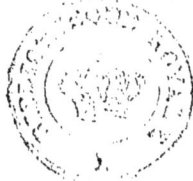

l'agronome; ils descendront de l'agronome, du propriétaire, de l'homme bien élevé aux travailleurs.

Plusieurs de mes conseils arriveront trop tard, je le crains. Je les avais donnés depuis le 18 août et même avant. Les pires aveugles sont ceux qui ne veulent pas voir, les plus grands sourds ceux qui ne veulent pas entendre. A eux la faute et non pas à moi : j'ai fait mon devoir.

1° Quand les fanes (les plantes vertes au-dessus de la terre) sont fortement attaquées, il faut faucher ou couper à la main tout ce qui est malade, recueillir sans agiter ces herbes et les brûler tout de suite. La cendre est bonne pour le champ.

Il ne faut pas couper la fane trop tard, car le mal étant dans la séve, vous ne l'arrêtez plus. Des propriétaires m'ont dit avoir coupé sans succès. Quand j'ai vu leurs opérations, il était évident qu'ils avaient trop tardé. Aujourd'hui partout en Angleterre le mot d'ordre est de faucher, d'enlever, de brûler.

Je brûle et ne conserve rien, parce qu'ainsi je détruis le champignon et par conséquent le germe du mal.

Que ferait du reste à la plante une fane malade? elle empoisonne le tubercule et vous prive de la récolte. On ne peut que gagner la peste en conservant la peste chez soi.

Il ne faut pas ni jeter les fanes au-dessus des haies, ni les conserver en tas, car ce sont des foyers d'infection qui retiennent le germe du mal et le propagent soit cette année, soit l'année prochaine.

Je pourrais citer un nombre considérable d'exemples où ces conseils ayant été suivis à temps, le succès a été réel. Les journaux de Belgique ont rapporté les faits et cité les noms propres.

2° Si on s'aperçoit que les tubercules sont attaqués, on ôte les plants hors de terre. On secoue. Les pommes de terre très-malades tombent d'elles-mêmes. Les autres qui sont encore bonnes restent attachées à la plante mère. Mieux vaut utiliser les tubercules sains que de les conserver, car il est rare que les plantes qui ont végété depuis l'invasion du mal ne soient pas attaquées. Alors les pommes de terre pourrissent plus tard lorsqu'on veut les conserver. Nous verrons, dans le chapitre 5, comment on peut utiliser les pommes de terre déjà attaquées.

Les pommes de terre trop pourries quand on les ôte du sol doivent être brûlées incontinent; les jeter à terre, c'est propager le mal, car ces tubercules recèlent souvent des semences de *botrytis*.

5° Si l'on procède à la culture hivernale des pommes de terre sur le même champ où l'on a récolté des pommes de terre malades, ou si l'on réserve ce champ pour les plantations de l'année prochaine, il est urgent de les chauler avec une liqueur composée comme suit :

Vingt-cinq kilogrammes de chaux.
Trois kilogrammes de sel de cuisine ou de sel brut, sel de roche.
Un hectogramme (quart de livre) de sulfate de cuivre (*couperose*, *vitriol bleu*, *vitriol de Chypre*, *vitriol de cuivre*).
Cent vingt-cinq litres d'eau.

On prépare ce mélange dans un tonneau et on arrose la surface du sol. Je dirai dans la seconde partie comment on emploie ce mélange pour chauler la pomme de terre elle-même lorsqu'il s'agit de la planter.

On peut employer la même composition sans eau pour en saupoudrer le sol. L'eau du ciel, la pluie, suffira pour la délayer suffisamment, l'étendre dans la terre et agir sur le germe du mal.

Ce chaulage a pour but de tuer les semences des champignons, absolument comme par un chaulage semblable on détruit la carie du blé, le charbon de l'avoine et l'ergot du seigle.

Je connais des cantons où l'on s'obstine à ne pas cultiver du froment parce qu'il se carie toutes les années. Il se carie parce qu'on s'obstine à ne pas le chauler.

Je dirai à propos de la culture hivernale quel effet a le chaulage du tubercule-semence sur l'invasion du mal et sa propagation.

L'efficacité du chaulage se confirme tous les jours de plus en plus. A l'île de Thanet, M. Yves de Goldhill répandit sur ses champs avant d'y planter des pommes de terre de la chaux et du sel, celui-ci d'abord et séparément, puis de la chaux dans les mesures ordinaires. Aucune plante ne fut attaquée; tout autour elles l'étaient toutes. Près des fours à chaux, des usines de zinc, le long des côtes de la mer en Belgique, en Hollande, en Angleterre, les récoltes ont été complètement à l'abri du fléau ou bien moins attaquées. En Angleterre on a remarqué plus encore: près des dunes hautes les champs étaient malades, vis-à-vis ces vallées s'ouvrant sur la mer les champs étaient sains. La *Gazette d'agriculture* de M. Morton a publié des faits non moins curieux sur les quantités de sel. Quand on employait trop de sel marin, les plantes ne venaient pas; quand on en prenait trop peu, il était inefficace. Le sel s'emploie à raison de 3 kilogrammes par are et la chaux à son maximum de 6 hectolitres par are, quand le terrain n'est presque pas calcaire. Cette proportion diminue considérablement si le sol est lui-même calcaire.

En attaquant le mal par la combustion de ce qui ne sert plus, par le chaulage du sol et le chaulage du tubercule, on combat le mal actuel et on prévient son retour pour l'avenir. Si on ne fait rien, le germe persiste, et le mal reviendra si la Providence, par un de ces phénomènes qui maintient la nature dans l'ordre, ne détruit le champignon comme tant d'êtres malfaisants sont détruits à leur tour.

Les tubercules mis en terre en juillet et août, non chaulé s et plantés dans un terrain non chaulé, ont été attaqués du fléau. Sur le sol chaulé, les tubercules chaulés ont donné des plantes saines.

Ce fait se vérifie aujourd'hui de plus en plus et dans toutes les localités. Partout où l'on a planté, après ma lettre du 18 août, des pommes de terre sans les chauler, elles sont à l'heure qu'il est attaquées ou en voie de destruction. Partout où l'on a chaulé, et bien chaulé, les plantations sont préservées. Rien n'est plus éloquent que ces faits.

———————

CHAPITRE QUATRIÈME.

De l'effet de l'ingestion des pommes de terre malades sur l'homme et les animaux.

On a écrit que les pommes de terre tombées en putrilage infect, entièrement corrompues et puantes renfermaient une fécule non décomposée. Je le crois, je l'ai vu aussi, et le microscope m'a montré une belle fécule dans des pommes de terre horribles. Ailleurs je l'ai vue décomposée, malade, nécrosée ou gangrénée. L'essentiel est de séparer cette fécule de ce qui l'entoure; car autour d'elle se trouve une liqueur jaune, noirâtre, puante et granuleuse, et dans cette pourriture vivent des champignons de plusieurs espèces, des moisissures, des vers, des larves, des insectes, en un mot une vermine odieuse. Je ne pense pas que n'importe qui sera tenté de se nourrir d'un mets de ce genre ni de le donner même aux bêtes les plus immondes. Je n'examine donc pas cette question oiseuse de savoir si l'on se portera bien après avoir ingéré une substance pourrie, d'une odeur infecte.

Il n'en est pas de même des pommes de terre où les taches jaunes et brunes commencent à se montrer, où le mal n'a pas encore décomposé le tissu et où la mauvaise odeur ne se déclare pas encore. J'ai fait usage moi-même de ces tubercules. Cependant je ferai remarquer que l'ingestion de l'ergot de seigle produit des suites graves et occasionne des malheurs, puisque des hommes meurent de gangrène après avoir mangé trop de seigle ergoté. Il n'est jamais bon quand on tient à sa vie et à sa santé de manger des substances malades, corrompues et, dans le cas actuel, des pommes de terre gangrénées. Si même on ne ressentait aucun mal après les premiers jours, il ne faudrait pas en conclure que plus tard des maladies ne peuvent en naître. Notre corps est une machine très-compliquée et dont il n'est pas prudent de se servir comme d'un creuset ou d'une marmite d'expérience à la manière de quelques savants. Je conseille donc d'être très-réservé dans l'ingestion des pommes de terre malades, surtout parce qu'on peut faire mieux, en isolant la fécule saine.

Si le bon sens vous dit : nourrissez-vous de ce qui est bon et sain, je sais bien qu'il est affligeant de jeter une chose si précieuse que des pommes de terre. J'ai vu employer dans les fermes des tubercules un peu malades ; on isolait la bonne chair de la mauvaise, et il n'y a aucun inconvénient à manger ce qui est blanc, cassant, d'une bonne odeur et qui se cuit bien en farine.

Les pelures avec les écorces malades étaient données au bétail et aux cochons, et si l'on a dit que des porcs en sont morts, que des vaches ont eu leur lait noirci à la suite de cette nourriture, il faut bien voir avant si cela est vrai d'abord, et ensuite si ces accidents ne sont pas dus à une autre cause. Je les donnerais de préférence aux porcs parce qu'on sait assez par l'histoire des truffes que ces animaux mangent volontiers des champignons. Ce qui est poison pour un être ne l'est pas pour un autre et rien ne nous dit que le *botyrtis* ait tué des porcs.

En résumé, je ne pense pas qu'on sera tenté de manger ou de faire manger des pommes de terre pourries, et celles qui commencent seulement à être attaquées doivent au plus vite être employées, si on ne préfère en faire des tourteaux ou des pâtes propres à la nourriture, celles-ci de l'homme, ceux-là des animaux.

CHAPITRE CINQUIÈME.

Emploi des pommes de terre détériorées.

Quand les pommes de terre sont définitivement pourries, elles ne sont plus bonnes à rien. Le mieux est de les brûler, puisque ce sont des foyers d'infection.

Quand elles sont seulement attaquées à l'écorce, l'expérience prouve que si l'on veut les conserver dans les caves, les celliers, les silos et même sous terre, elles pourrissent plus tard et se perdent complétement.

On a proposé de mettre les pommes de terre détériorées au four, de les chauffer pendant 18 à 22 minutes de 64 à 65 degrés du thermomètre de Réaumur. On a voulu ensuite les laisser de 24 à 28 minutes. On a dit qu'alors la liqueur brune et puante découlait et que les pommes de terre, redevenues blanches, pouvaient se conserver après cette manipulation.

On a proposé ensuite de les faire bouillir dans l'eau à une faible chaleur et pendant peu de temps.

Expérience faite, il a été trouvé que ces deux moyens ne faisaient pas conserver les pommes de terre; elles se décomposent à la suite de ces préparations absolument comme des pommes de terre qu'on a fait bouillir ou rôtir pour l'usage de la cuisine.

On a proposé de les conserver dans des greniers entre et sur de la paille et de les y faire sécher peu à peu, ou bien de les sécher auparavant par 45 à 55 degrés Réaumur. Expérience faite, les pommes de terre pourrissaient là comme ailleurs. En effet, elles ont partout le germe de la maladie.

M. le professeur Kaufmann de l'université de Bonn se contente de déposer les pommes de terre dans le sable sec. Il soutient qu'elles s'y conservent. L'expérience est faite depuis trop peu de temps pour inspirer une confiance absolue.

M. Iwan Biolley, de Verviers, a proposé un autre moyen; le voici : « Ayant fait peler avec soin et cuire fortement des pommes de terre, il les a mises dans un cylindre en ferblanc percé de trous comme la pomme d'un arrosoir. Ces pommes de terre, étant pressées avec un piston, sortent par ces trous en filets minces qui ressemblent à du vermicelle; faisant ensuite sécher cette espèce de pâte sur des assiettes, des plaques de fer et même des toiles, M. Biolley a obtenu une substance dure, cassante et propre, croit-il, à être conservée en tonneaux ou en sacs. Cette matière remise sur le feu avec un peu d'eau

a donné une purée très-mangeable et offrant toutes les qua-
lités nutritives de la racine même. M. Biolley se propose d'es-
sayer ce système en grand, mais il pense que les ouvriers
eux-mêmes peuvent l'appliquer, car il n'est pas un ménage
qui ne possède une *passoire* avec laquelle on peut obtenir,
quoique plus lentement, le même résultat. »

L'expérience n'a pas encore sanctionné ce procédé ; mais
aussi longtemps qu'on n'a pas trouvé le moyen d'ôter le fluide
jaune et empoisonné dans lequel nage une fécule saine, il
est probable que tous les procédés n'aboutiront à rien. La
pourriture s'établit par ce fluide.

Un des avis les plus sages a été celui de la société de mé-
decine d'Anvers, qui recommande l'extraction de la fécule
hors des pommes de terre détériorées immédiatement après
leur récolte. Cette préparation est facile, et il existe des fécu-
léries de pommes de terre dans presque toutes nos villes. Ce
moyen est d'autant plus recommandable que l'expérience
constate tous les jours de plus en plus qu'il est impossible
de conserver, livrées à elles-mêmes, les pommes de terre
tant soit peu malades.

On a proposé de déposer les pommes de terre encore saines
dans des futailles soufrées. La difficulté seule de distinguer
au dehors et sans les couper les bonnes des mauvaises rend
ce procédé impossible. La couronne d'une pomme de terre
est souvent seule attaquée, et d'un peu le mal se propage et
augmente ensuite.

M. Payen extrait la fécule et la livre aux distilleries.

En Angleterre on a trouvé le meilleur procédé de tous. Il
dû à M. J. Walton. C'est de saupoudrer fortement les pommes de terre de chlorure de chaux. On les lave quand on
veut s'en servir. C'est à ce moyen que je me rallie. On conserve par lui le tubercule semence pour l'année prochaine.

Toutes les recherches les plus récentes faites en Angleterre
confirment la bonté de ce moyen de M. Walton. J'ai déjà
dit que pour les pains de sucre d'Amsterdam, le chlorure de
chaux est employé pour détruire le champignon qui les
noircit. Ce procédé est donc fort rationnel.

Mais, quand même on conserverait toutes les pommes de
terre échappées à la récolte, on ne conserverait pas grand'
chose.

La récolte est réduite au quart, au dixième, dans quelques districts au trentième d'une récolte ordinaire ; dans
d'autres districts elle est nulle. On a voulu vendre le produit
d'un hectare de terre pour *un franc cinquante centimes* et

ailleurs on a *prié* les pauvres de venir ôter les pommes de terre pour rien. Ce dernier fait s'est passé sous mes yeux.

On ne doit pas trop perdre son temps à conserver des bagatelles, l'essentiel est de pourvoir à la subsistance du pays par des récoltes nouvelles et de les préserver du retour du fléau.

CHAPITRE SIXIÈME.

Toutes les variétés sont-elles indistinctement attaquées ?

En Allemagne et en Angleterre, on a constaté que certaines variétés échappaient au fléau, les unes d'une manière absolue, les autres plus ou moins.

En Belgique on a dit d'abord que les précoces étaient seules attaquées, et puis, successivement de malheur en malheur, on a déclaré que toutes les tardives étaient perdues.

Voici ce qui en est :

Des variétés très-précoces, les *six semaines*, par exemple, ont échappé complétement à l'épidémie et se conservent bien, parce qu'elles se sont développées avant la végétation, avant l'envahissement du champignon. Ne recevant point le poison, elles se conservent bien.

Parmi les tardives, il y a des variétés moins attaquées que les autres. Il y a ici une chose essentielle et très-grave à remarquer.

A Gand, une variété de pommes de terre introduite cette année d'Angleterre par M. Pierre Decou et plantée chez M. E. Braekman, au commencement de mai, n'a pas été attaquée.

A Liége, la variété introduite par lord Crewe et que la population de ce pays appelle par reconnaissance du nom de *Crewe* ou de *pommes de terre du milord*, n'est presque pas malade.

A Liége encore, dans une propriété de M. Sauveur, des pommes de terre rouges venues d'un semis de graines fait il y a quatre ans n'ont été attaquées que dans les fanes. Le tubercule a résisté au fléau et ces pommes sont excellentes et le rendement a été ordinaire. Je cite ces faits de préférence, parce que je puis en affirmer la véracité de science certaine.

Je dis que ce sont là des faits de grand enseignement, et voici pourquoi :

En 1834, l'Irlande était menacée d'un fléau analogue au nôtre. La société royale de Dublin fonda des prix et des récompenses pour trouver les moyens de s'opposer au mal. Elle couronna en 1835 le mémoire de M. William Andrews, de Comber, à qui elle accorda la grande médaille d'or, et celui de M. Ninian Niven, de Glasniven, à qui elle accorda la médaille d'argent. Ces deux excellents observateurs ont fait voir combien dans l'invasion des maladies de la pomme de terre les variétés nouvellement introduites résistaient aux causes de destruction. De là est arrivé en Écosse et en Irlande qu'on change continuellement aujourd'hui de races ou de variétés, et l'on se trouve extrêmement bien de cette pratique. Tantôt on importe une variété d'un comté dans un autre, tantôt on fait chercher en Amérique, aux Açores, à Gibraltar, etc., des variétés particulières à ces pays, mais renouvelées par l'Angleterre.

Lorsqu'en 1781 la frisole sévissait en Flandre, Van Baveghem insistait aussi sur la réintroduction des tubercules nouveaux d'Allemagne, d'Irlande, de Virginie et de Pensylvanie pour garantir les récoltes subséquentes. Un journal a fait observer que sans doute la châtellenie d'Audenaerde, qui avait couronné le mémoire de Van Baveghem, avait suivi ce conseil, puisqu'en 1782 sa récolte fut saine et abondante.

Il résulte de ceci que, dans la position où nous nous trouvons, il serait extrêmement convenable de recevoir des variétés nouvelles, venant de loin, et pour cette opération, d'où peut dépendre l'avenir des récoltes pour un temps fort long encore, il faudrait un bon choix, un choix fait avec discernement et par une personne compétente qui connaîtrait bien à la fois le pays et tout ce qui se rapporte au précieux tubercule du Pérou.

CHAPITRE SEPTIÈME.

Du semis et de la régénérescence des pommes de terre.

Beaucoup de personnes ont été d'avis que les pommes de terre étaient attaquées parce qu'elles avaient dégénéré. Le fait est plus vite dit que prouvé.

Pourquoi la pomme de terre, si la cause du mal est la dégénérescence, est-elle frappée plutôt en l'an de grâce 1845 qu'en 1840, ou telle autre année? L'année dernière, elle n'était donc pas dégénérée, ni les autres années non plus? Pourquoi cette dégénérescence subite?

Lorsqu'on observe dans les familles, dans les races animales, dans les variétés de plantes une dégénérescence, nous la voyons arriver peu à peu, graduellement et par successions de générations de plus en plus chétives. De beaux époux, bien sains et bien constitués ne produisent pas des enfants rachitiques et noués. L'année dernière, les pommes de terre étaient saines, bien faites, farineuses et abondantes. Aucun fait dans la nature ne nous autorise à admettre, d'une manière sérieuse, un dépérissement que rien ne précède ni n'annonce.

On me dira : Mais cependant nous avons perdu des variétés de pommes de terre, n'est-ce pas par dégénérescence? Les *cornes de chèvre*, ces pommes de terre si estimées dans la province de Liége, se sont à peu près perdues autour de la ville de ce nom. Ce fait est vrai, mais il est dû, non à la dégénérescence, mais à l'influence de l'industrie manufacturière. Partout où les usines, les manufactures, les fabriques s'établissent, les plantes s'en vont.

Si des variétés non plus jeunes de race, mais plus nouvelles d'introduction, ont résisté au fléau, cela provient, comme on le voit dans toutes les transplantations d'un terrain moins bon dans un terrain meilleur, d'une plus grande vitalité qui se développe dans l'être déclimaté, parce qu'il se trouve placé dans des conditions d'une végétation plus forte. Cet effet est connu en physiologie végétale.

Voici ce que je disais dans ma première lettre du 18 août : « Nul doute que pour perfectionner nos variétés, il serait convenable d'en produire de nouvelles, mais je pense que le meilleur moyen serait de semer et d'améliorer les bonnes races produites à la suite des semis, par des plantations raisonnées, comme on l'a fait en Angleterre. »

Aujourd'hui le semis est une des choses les plus importantes.

On ne peut se dissimuler que d'ici à longtemps la plantation des pommes de terre peut être compromise. Or, si le gouvernement ou le commerce vont faire chercher à l'extérieur et loin de nous des tubercules pour la consommation du pays et les plantations, il est tout aussi important qu'ils songent à y recueillir des *fruits* (pommes, baies) de pomme de terre. Ces fruits non attaqués seraient très-précieux.

D'abord il est prouvé, et l'immortel pomologue Van Mons

a mis ce principe hors de tout doute, que plus la graine d'une plante vient de loin et est semée loin de son lieu de production ou d'origine, plus elle produit des variétés propres à être conservées dans le pays où elles naissent. Le Dahlia, au Mexique, est uniforme de race; en Europe, le Dahlia a produit des milliers de variétés. Nous envoyons des centaines de variétés de Camellia en Chine et au Japon, parce que, dans cette patrie du Camellia les fleurs sont presque toutes identiques. En Perse, il n'y a qu'une pêche, en Hollande, limite extrême où le pêcher vient à l'air libre, il y a des variétés nombreuses de pêches.

Le comte de Sternberg, dans son excellente dissertation sur la patrie de la pomme de terre, a démontré clairement que les tubercules primitifs sont amers et non mangeables; mais lorsque les plantes qui les produisent sont cultivées dans nos climats pendant plusieurs années, leurs tubercules deviennent excellents. Il y a plus, c'est que lorsqu'au Pérou on trouve des pommes de terre mangeables, on sait que ce sont des produits provenant de plantes cultivées et redevenues sauvages. La vraie race aborigène ne produit rien qui vaille, et la pomme de terre de nos tables est un résultat de l'art horticole ou de l'agriculture, ce qui au fond est la même chose.

Donc, en semant ici des graines de pommes de terre d'Amérique, des Açores, de l'Écosse, etc., on se procurerait des variétés entre lesquelles il serait fait un bon choix.

Une autre loi pour le semis existe. Dans les êtres organisés, chez l'homme, les races animales, les plantes, le fils ne ressemble pas toujours au père, mais au grand-père, au grand-oncle, etc. Dans les familles des bossus, des hommes à six doigts, des louches, ces faits sont notoires. Ce principe s'appelle l'*atavisme*, d'*atavus*, aïeul. Dans la pomme de terre l'atavisme existe et à un fort degré : tous les agriculteurs anglais savent cela.

Or, d'après ceci, je suppose que je veuille reproduire une pomme de terre *longue*, une *corne de chèvre*, eh bien ! je sèmerai de la graine d'une pomme de terre *ronde* ; le résultat sera la reproduction de longues, et si je sème des longues, j'aurai des rondes. On voit donc que la pomme de terre ne ressemble pas à son père, mais à son grand-père, car j'ai la succession suivante :

Fils. . . . . pomme de terre longue.
Père. . . . . pomme de terre ronde.
Grand-père.. . pomme de terre longue.
Bisaïeul. . . pomme de terre ronde.
Et ainsi du reste.

Il n'y a pas ici de vaines théories. La science a expliqué le fait, la pratique l'a réalisé. Que veut-on de plus!

Il s'agit donc quand le gouvernement ou le commerce donnent des ordres pour nous amener les fruits que les circonstances suivantes soient prises en mûre considération :

1° Il faut choisir son lieu de production ;

2° Il faut savoir sur quelle variété on recueille le fruit;

3° Le fruit sain, non infecté, doit être préparé d'avance; c'est-à-dire qu'il faut sur un bouquet de fruits n'en laisser que deux ou trois pour bien les faire grossir et mûrir;

4° Ces fruits ne peuvent être arrachés que lorsque la fane saine est bien desséchée et qu'elle gît à terre;

5° On brise le fruit, on ôte la pulpe par le lavage et on recueille les graines propres et vigoureuses, allant au fond de l'eau quand on les y jette;

6° On les étend sur du papier, au soleil, pendant un jour;

7° On les renferme dans des sachets de papier noir, bien sec;

8° Ceci fait, on les transporte dans le pays en les préservant de l'humidité, des moisissures et des insectes.

On procède au semis en mars, et on récolte les jeunes pommes de terre en octobre. Elles n'ont alors que la grosseur d'une noisette. L'année d'après, elles deviennent grosses comme des noix, et la troisième année on a d'excellents tubercules plus ou moins gros, etc.

Le semis se fait en plate-bande, en ligne ou à la volée.

La première transplantation se fait à quinze pouces de distance en quinconce et on butte à temps, c'est-à-dire lorsque la plante atteint de deux à trois pouces de hauteur.

Dans un semis de cette espèce, voici ce qu'on observe. Les plantes ne laissent pas dessécher leurs fanes toutes à la fois. Il y a des fanes sèches un mois, un mois et demi avant d'autres. Celles qui se dessèchent le plus vite sont désignées par des piquets. Ce sont les plantes les plus *hâtives*.

On peut accélérer la précocité en prenant des fruits provenant des fleurs les plus précoces. C'est par ce moyen que Knight a obtenu les pommes de terre si hâtives de l'Angleterre.

Une fois cette précocité fixée, et, après tout, ce n'est pour la plante qu'un état de nubilité plus prompt, elle se perpétue par les plantations des tubercules.

Un champ de semis, outre des variétés de formes, de couleurs, de goût, de fertilité, produit aussi des variétés plus ou moins *hâtives*, plus ou moins *tardives*.

Si jamais occasion s'est offerte d'attirer sur de pareils faits l'attention des cultivateurs, c'est bien actuellement. Je les recommande sérieusement à leur activité, à leurs bon soins, à leur expérience dans l'agriculture.

Seulement et j'y reviens, que le premier choix soit bon ! la régénérescence de nos variétés en dépend.

CHAPITRE HUITIÈME.

Des soins qu'il faut prendre pour embarquer les pommes de terre et les faire arriver saines à bon port.

Je n'ai pas besoin de dire que ce point est à l'heure actuelle bien important.

Deux maisons de commerce de Hambourg achètent 70,000 hectolitres de pommes de terre dans le Danemark. On croit les embarquer saines; elles arrivent, elles sont pourries. Il faut les jeter à la mer.

Le commerce a des appréhensions. Il doit en avoir, rien n'est plus légitime. Les capitaines de vaisseau exigent une garantie pour le fret dans le cas où la valeur de la cargaison ne la représenterait plus à l'arrivée. Nul n'est tenu à se ruiner, et on conçoit ces craintes.

L'infection se communique de tubercule à tubercule; il faut prendre garde que le loup ne s'introduise dans la bergerie. Le choix du pays est ici la loi suprême.

Dans un pays infecté, la chance qu'on embarquera des pommes de terre infectées est infiniment grande. Il faut donc être bien sûr avant d'agir.

Quand les pommes de terre saines sont mélangées de pommes de terre pourries, on a vu que souffler les tonneaux ne les conserve même pas.

Saupoudrer de chlorure de chaux serait donc meilleur, puisque M. Walton a prouvé le bon effet de ce procédé.

Les pommes de terre mises en navire s'échauffent et peuvent

fermenter. La disposition qu'on adopte dans les silos est ici nécessaire. Il faut des courants d'air entre les tubercules. Pour en obtenir, on place les pommes de terre entre des couches de paille, et on dispose sur ces couches perpendiculairement ou des bottes de paille ou des cheminées en bois, des planches disposées trois à trois, à peu près comme un cercueil qui au lieu de demander cinq planches, n'en aurait que trois.

On peut aussi disposer entre les couches des fagots ouverts et des fagots droits de distance en distance, qui aboutissent aux couches. De cette manière l'air circule entre les brindilles des fagots. Je donnerais une grande préférence à l'emploi de ces fagots.

On peut mettre entre les pommes de terre des cendres de houille, du charbon de bois, de l'argile ou du sable sec, toutes substances qui agissent contre la putréfaction; mais, je le sais, ces manipulations ajoutent au prix de revient; cependant il ne faut pas reculer devant de petites dépenses, quand il s'agit du bien du pays.

DEUXIÈME PARTIE.

————

*De la culture des pommes de terre pendant l'hiver et quelques
conseils pour améliorer la culture de l'été.*

L'inertie des cultivateurs a laissé au fléau le temps nécessaire pour étendre ses ravages et anéantir la récolte la plus
précieuse. Ils ont assisté les bras croisés à la ruine complète
de leur culture. C'est un spectacle déplorable, mais qu'on
s'explique fort bien et que l'on peut même excuser jusqu'à
un certain point, car le cultivateur est le seul citoyen pour
qui il soit difficile d'apprendre son art et de se tenir au cou-
rant des progrès de la science. Il ne fait que recevoir des tra-
ditions bonnes ou vicieuses n'importe, et il agit comme si
l'agriculture de son pays était la perfection, même comme
si l'amélioration, la perfection, la découverte étaient impos-
sibles : erreur fâcheuse et dont l'épidémie actuelle a fait
ressortir plus que jamais les funestes conséquences.

Le mal est fait; il ne s'agit point de perdre son temps en
vaines paroles. Parmi les moyens que j'ai indiqués pour pal-
lier les pertes actuelles, s'est trouvée la culture hivernale des
pommes de terre, et l'éveil que j'ai donné sur cette matière
a trouvé de chauds partisans. L'homme de la routine, étonné
de cette innovation, a cru d'abord qu'on riait, comme si le
rire dans une calamité publique était permis; mais, je dois
aussi le déclarer, il s'est trouvé bon nombre de propriétaires
qui n'ont pas hésité, après y avoir réfléchi mûrement, à
commencer cette culture, et d'après les nouvelles que je reçois
de toutes parts, il est à espérer que ce procédé se fixera dés-
ormais dans les campagnes. Je n'aurais rendu que ce seul

service à l'agriculture, que je serais tout heureux d'avoir contribué à le répandre, par l'exemple, par l'enseignement, par la presse et par les publications spéciales.

Tout le monde sait que la pomme de terre est originaire des Cordillères du Pérou. Zarate la décrivait déjà en 1544 ; en 1560, elle arriva en Espagne et fut cultivée en Galice. Une nouvelle introduction, chose beaucoup moins connue, date de 1565, par John Hawkins. Cette introduction eut lieu en Irlande, et je dirai dans un instant pourquoi ces détails ne sont pas hors de propos ici. Sa grande propagation n'eut lieu en Belgique que de 1702 à 1780, époque où elle se fixa d'une manière régulière dans nos assolements. Charles de l'Escluse, qui avait reçu en 1587 des pommes de terre apportées à Bruxelles par un nonce du pape et données à Philippe de Sivry, gouverneur de Mons en Hainaut, avait répandu la pomme de terre, entre autres lieux à Francfort où elles se sont conservées si longtemps, que ce fut dans cette ville, chez le pharmacien Morin, que le fameux Parmentier fit leur connaissance en même temps que de la demoiselle de son hôte. Mademoiselle Morin fit parvenir à Parmentier, de retour à Paris, le panier des premières pommes de terre qui sans doute aient été cultivées en France. Parmentier l'introduisit, en 1773, dans ce dernier pays, et l'on sait tout le bien que fit Louis XVI à l'agriculture française par la propagation de cette plante. La Société royale de Londres avait fait toutefois de grands efforts pour prémunir l'Angleterre des famines, vers 1633, par la culture de ces tubercules souterrains ; mais en 1699 cependant, un illustre agronome anglais, Evelyn, une des grandes autorités de l'agriculture des îles britanniques, envisageait la pomme de terre avec quelque dédain. Son mépris pour cette plante précieuse est devenu, chose intéressante ! un fait utile à l'heure actuelle. « Plantez, disait-il, des pommes de terre dans le plus mauvais terrain de vos jardins ; levez-en *en novembre* pour la nourriture d'hiver, n'en conservez pas ; il en restera toujours assez dans le sol pour repousser l'année suivante. » On le voit clairement, ces paroles étaient écrites en 1699, époque où le topinambour connu sous le nom de *poires de terre*, était cultivé de la même manière. On regardait donc les *pommes de terre*, comme plantes des plus rustiques, car on sait que peu de plantes le sont plus que le topinambour. Cette ancienne manière de voir d'Evelyn a produit aujourd'hui en Angleterre une culture, dite la culture de Grey, du nom de son inventeur, qui rend les services signalés, et sur laquelle je reviendrai plus bas.

Deux siècles et demi de culture de la pomme de terre en
Europe ont prouvé que cette plante américaine préfère les
climats humides aux climats secs, la température très-mo-
dérée et basse à la température chaude. On oublie généralement que le Pérou ne donne pas de pommes de terre mangeables et productives, et que c'est au nord de l'Amérique
qu'elles commencent à grossir et à se multiplier. L'Irlande,
pays humide et tempéré, et le Lancashire, sont les deux régions du monde entier où les pommes de terre ont atteint
leur perfection sous tous les rapports : productivité, constance
de récolte, de grosseur, excellence de goût, effet utile pour
la nutrition de l'homme et des animaux. Les pommes de
terre d'Italie, d'Espagne, du Portugal, d'une partie de l'Allemagne sont les plus mauvaises. Ces faits sont reconnus par
tous les agronomes instruits..

Ce sont là des raisons pour s'informer comment en Irlande, dans le Lancashire et dans les comtés d'Angleterre,
où l'agriculture est très-avancée, on cultive les pommes de
terre, et c'est précisément de là aussi que nous avons à
prendre les exemples les plus utiles à imiter chez nous.

C'est en Irlande que l'opinion d'Evelyn a provoqué, il y a
longtemps, une culture nouvelle, la culture pendant l'hiver.
On veut des noms propres, j'en donnerai et tant qu'on vou-
dra ; je n'ai que l'embarras du choix.

James Goodiffe, agriculteur demeurant à Granard, dans
le comté de Longford en Irlande, cultive la pomme de terre
depuis vingt ans, en hiver et en été, toujours avec succès.
J'engage nos incrédules sinon à y aller voir, du moins à se
donner la peine de lire les publications de ce praticien. Ce
n'est pas un professeur qui parle ici dans sa chaire, c'est un
paysan ; mais un paysan instruit qui vous dit ce qu'il a fait,
ce qu'il a obtenu. Eh bien ! depuis vingt ans, il plante des
pommes de terre en septembre et même à Noël, il récolte
depuis février jusqu'en mai, ce qui ne l'empêche pas de
planter en avril pour récolter en été des variétés successivement plus précoces et plus tardives. En un mot, c'est une
récolte continue. La pomme de terre blanche, dite *white
kidney*, dont les marchés de Dublin sont abondamment four-
nis, réussit admirablement dans cette culture. On a parlé de
la profondeur où il fallait déposer les pommes de terre pour
ne pas les faire geler, et on objecte que plantées trop pro-
fondément elles ne poussent pas. M. James Goodiffe a fait à
cet égard une série d'expériences confirmées par d'autres
agriculteurs ; il a voulu savoir la limite sous terre où cette

solanée ne pousserait plus. Cette limite est rassurante, elle est
à *trois pieds* de profondeur. Au-dessus de trois pieds, la
pomme de terre pousse des tiges qui s'élèvent hors de terre ;
mais dans la culture hivernale, M. Goodiffe se contente d'un
enfoncement de quatre à six pouces. Il donne une fumure et
butte comme à l'ordinaire. Il n'a pas souvenance que jamais
une culture de ce genre ait manqué, et même tandis que
plusieurs maladies attaquaient les cultures d'été, celles d'hiver étaient à l'abri de leurs ravages. Il n'hésite nullement,
encore en 1845, à recommander ce procédé à tous les cultivateurs de la région où la pomme de terre peut croître. Ce
même agronome a cultivé la pomme de terre en la plantant
en juin pour la récolter en novembre, et cela aussi avec un
grand succès.

Dans les comtés de Sussex, Worcestershire, Somerset-
shire, il est d'usage de planter en automne, et l'on se loue
partout de cette culture.

A Birmingham, on s'est aussi occupé de la profondeur de
la plantation; M. Grey rapporte des faits curieux à ce sujet.
On y plante à vingt pouces de profondeur. On croit, je le répète, que des tubercules plantés trop avant en terre ne poussent pas; or, sur les plants de Birmingham les tubercules les
plus profonds devenaient les plus gros, et parfois atteignaient
quatre livres et quelques onces; ceux de dessus étaient les
plus petits.

Les fermiers du Flintshire plantent pendant tout l'automne ;
les tubercules ne gèlent pas, viennent abondamment et sont
d'un goût excellent.

M. Jackson, à Manchester, n'a perdu dans sa culture hivernale de 1844 à 1845, hiver bien rigoureux cependant,
qu'une plante sur cent.

M. Girdwood, de Bute, cette petite île d'Ecosse où le froid
sévit avec intensité, cultive depuis nombre d'années les
pommes de terre pendant l'hiver et avec un succès
constant.

M. Burnet, à Gadgarth, plante de fin septembre à fin octobre, chaule la couronne ou le haut bout de la pomme de
terre, plante à douze pouces de profondeur et réussit à
merveille.

M. William Rendle, à Plymouth, récolta, à la fin de l'hiver
si rude de 1845, une excellente provision de pommes de terre
dite *cornish kidney*, et les vendit à bon profit, en avril, au
marché de Covent-Garden de Londres.

M. J. Williamson, esq., de Clunie dans le Perthshire,

planté sous le 56e degré nord, en Écosse, le 27 janvier 1844, sur un sol sec et élevé, des pommes de terre, et sa récolte en avril a été abondante et excellente.

M. C. J. Perry, de Handsworth, planta en janvier 1845, des pommes de terre appelées *soden's Oxford* précoces, à 5 pouces de profondeur ; les sommités gelèrent et les tubercules furent abondants et d'un goût parfait.

M. Alexander de Southbar recouvrit ses plantes de sulfate de chaux, ou gypse, et se trouva très-bien de cet amendement.

Un agronome de Stockton sur la Tees, ville située à 54° 34' nord, à 8 lieues de Durham et à 100 lieues au nord de Londres, s'est rendu célèbre en Angleterre par ses recherches sur les résultats des cultures comparées d'hiver et d'été. C'est M. Trotter. Il est d'avis que pour les terrains argileux la plantation automnale l'emporte de beaucoup sur celle du printemps. Selon lui, le tubercule grossit plus, mûrit mieux et acquiert un goût meilleur. Il dit plus, c'est que la récolte est de quatre fois plus abondante. Les expériences de M. Grey s'accordent sur ce point avec celles de M. Trotter. Dans les fortes gelées, il couvre de litière les plants, mais non tout le champ.

M. Robert Arthur, d'Édimbourg, a publié un ouvrage cette année même, intitulé : *The Potato problem solved* ou *le problème des patates résolu*. Le titre est un peu singulier. Dans cet ouvrage, il y a des données précieuses sur ce tubercule. C'est un physiologiste qui émet l'idée que l'œil des pommes de terre est un *œil dormant*, par conséquent il ne peut se développer qu'au printemps qui suit l'époque de sa formation. Ce fait explique *pourquoi* il faut employer comme tubercules-semences des tubercules provenant de la récolte antérieure. En un mot, pour planter en automne 1845, il faut avoir des tubercules de 1844 qu'on eût plantés au printemps de cette année. C'est une plante retardée.

Il existe cependant plusieurs variétés de pommes de terre, entre autres la *six-semaines* hâtive qui plantée fin mars et récoltée en mai donne déjà quelques semaines après de nouvelles pousses. J'ai vu cultiver cette variété au printemps d'abord, et ses produits en automne, de manière qu'elle offrait réellement deux récoltes par an, l'une d'été et l'autre d'hiver. Toutefois j'engage les cultivateurs à préférer les anciens tubercules.

Le plus célèbre professeur d'agriculture des trois royaumes est M. Low, d'Édimbourg; ses *Elements of practical agriculture* (édition de 1843) sont entre les mains de tout agronome instruit. A la page 423, je lis : « Dans quelques parties du sud de l'Angleterre, des pommes de terre précoces sont plantées avant l'hiver et sont alors bonnes à manger très-tôt dans la saison qui suit. On les plante en octobre ou novembre, à neuf ou dix pouces de profondeur et on les couvre (les plantes) de litière ou de paille. En mars, la végétation est complète et on obtient la récolte parfaite en mai. Parfois, en plantant en octobre, la récolte peut être faite avant les gelées d'hiver, et on peut alors les ôter durant tout l'hiver. »

Feu London, dans sa fameuse *Encyclopædia of agriculture* (Londres, 1839, p. 849), est plus explicite encore. En plantant en octobre, il ne faut, selon lui, que trois semaines pour voir lever le plant. Ordinairement on ne prend aucune mesure pour le prémunir contre le froid, autre que le buttage qui, été et hiver, est de rigueur. Comment, dit-il, craindrait-on la gelée, alors que tout cultivateur a déjà trouvé dans le champ semé de froment, après la pomme de terre, des tubercules sains conservés tout l'hiver, et alors que la charrue a pénétré dans la terre plus avant que le froid lui-même ne le fait dans les années communes? Il recommande surtout la variété à feuilles de frêne qui déjà est très-répandue en Belgique. Dans les Cornouailles, la plantation en octobre est des plus communes; avant décembre on récolte déjà, et on continue à le faire jusqu'en mai. Les marchés de Londres reçoivent beaucoup de ces tubercules.

Je pense que ces faits, dont il est facile de constater la véracité, suffisent. Si on les joint à ceux publiés sur les pratiques du duché de Nassau et sur les tentatives faites avec succès en France, on obtient déjà un beau contingent de preuves. Ce que j'ai fait moi-même, quoique sur une petite échelle, me convainc que ces procédés doivent réussir parfaitement dans notre pays.

M. Plotho, habitant le cercle de Magdebourg, MM. Franc, à Lissa, le professeur Barbieux, feu le conseiller de cour Albrecht, Hasseloch aux environs de Wiesbade, le comte de Wahlendorf, ex-ministre du duc de Nassau, ont cultivé ou cultivent de la même manière les pommes de terre pendant l'hiver.

A Mayence, M. le banquier Humann, le directeur du jardin

botanique, M. Mardner, ont suivi les mêmes méthodes sur les bords du Rhin, et s'en trouvent à merveille.

En France, MM. Changarnier et Chambray plantent des pommes de terre, le 1er août, à une profondeur de 28 à 30 centimètres, et à une distance de 50 à 60 centimètres. On sarcle quand les mauvaises herbes ont poussé; on ameublit la terre, on butte au premier froid et on coupe les tiges à 16 centimètres du sol. La ligne est alors couverte d'une couche de fumier, et on place dessus de la terre pour détruire l'effet du vent. La récolte se fait en février. Un tubercule donne en moyenne de 18 à 20 pommes de terre.

Un cultivateur français a publié le fait suivant confirmatif des précédents : « Je plante, du 1er au 15 septembre, mes pommes de terre de la manière ordinaire, mais à 32 et 35 centimètres de profondeur; elles fleurissent au mois de novembre, du 15 au 20. Alors je fais couper les fanes à 15 centimètres de terre. Je les couvre d'une légère couche de paille et de terre par-dessus, pour éviter la gelée, et je fais une récolte vers la fin de février ou le commencement de mars. Elle est tout aussi belle et aussi considérable que dans la saison ordinaire. »

Nous devons attirer ici l'attention sur la grande facilité qu'offrent le centre, le midi et le littoral de France, pour la culture des plantes délicates. C'est dans les départements surtout situés dans ces zones que la culture hivernale serait des plus faciles. Dans beaucoup de localités où la température ne descend que rarement au-dessous de 6 degrés sous zéro, les litières ne seraient nullement nécessaires. Les fanes peuvent geler impunément, sans que les tubercules s'en ressentent, lorsque le froid n'est pas trop intense. En Angleterre on coupe de préférence les fanes avant les fortes gelées.

La méthode du Lancashire est, comme je l'ai dit, la meilleure de toutes celles mises en pratique en Angleterre, et comme elle s'applique surtout aux pommes de terre longues dont plusieurs variétés abondent dans notre pays, il n'est pas hors de propos de la rappeler ici. Une pomme de terre a deux bouts : par l'un elle tient à la plante mère, par l'autre elle est libre. Le bout libre s'appelle en Angleterre le *rose-end*, et l'on peut en français le nommer la *couronne*, la *tête*. C'est à ce bout que se multiplient les yeux dormants, et ces yeux sont mûrs de deux à trois semaines plus vite que ceux du bout opposé. Lors donc qu'on plante, mettre en terre cette couronne, c'est faire anticiper la croissance de quinze jours à trois semaines sur celle du bout de la queue. Dans le Lancashire on ne plante que des couronnes, et on mange le bout caudal. J'engage beaucoup les cultivateurs dans la plantation hivernale, à faire usage de préférence des couronnes, si déjà ils ne le font.

Il résulte de tout ceci que, dans le malheur où nous nous trouvons, il est essentiel d'aller à la recherche de toutes les pommes de terre conservées de l'année dernière; — de procéder tout de suite à la plantation, en faisant usage toutefois du chaulage liquide que j'ai indiqué, page 19; — de choisir pour notre pays une profondeur de 10 à 12 pouces, sans craindre de voir la végétation avorter; — de prendre les couronnes de préférence, afin de hâter la croissance; — de butter quand les fanes auront la hauteur voulue; — de couvrir de litière, ou de paille, ou de feuilles mortes, les plants seulement, lorsque les fortes gelées se feront prévoir; — d'examiner les plantes déjà en décembre, et successivement de quinzaine en quinzaine, pour s'assurer si les tubercules ne sont pas mûrs. Voilà des moyens sûrs, bien faciles, et qui ne doivent faire reculer aucun cultivateur de bonne volonté.

Sans doute, si le cultivateur avait à sa disposition, pour les cultures d'hiver, des tubercules anciens provenant de pays étrangers, ce serait mieux, car ces tubercules ne seraient pas infectés du champignon envahisseur. Si donc, nous devons employer de nos propres tubercules, il est essentiel de soigner d'une façon toute particulière leur chaulage.

Ainsi, quand on va procéder à la plantation, il faut d'abord chauler le sol, si on met les pommes de terre sur la même place où des anciennes ont été saisies par l'épidémie. Ensuite, on réunit dans un tonneau les 125 litres d'eau, les 25 kilogrammes de chaux, 3 kilogrammes de sel et un quarteron de sulfate de cuivre; on remue ce mélange et on y plonge les tubercules pendant une demi-heure. La dose prescrite suffit pour deux hectolitres ou deux hectolitres et demi de tubercules. On a dit que cette opération tuait l'œil. Rien n'est plus contraire à la vérité. On chaule les pommes de terre en Irlande, en Écosse, en Angleterre; je les ai chaulées souvent. Cette opération conserve l'œil, au contraire, tue les semences de champignon, et donne à la plante plus de vigueur, car il en est des plantes comme des hommes : les malingres, les chétifs, les maigres,

les décharnés, les pauvres, les mal vêtus et les mal
nourris résistent moins aux vermines et aux maladies
que les gens de bonne race, de vigoureuse santé, propres
et aisés.

On m'a demandé ce qui reste à faire quand on plante des
pommes de terre qui ont déjà poussé des jets. Je réponds :

1° D'abord les jets peuvent être coupés et mis en terre, ils
repoussent très-bien ;

2° Secondement, les tubercules qui ont poussé sont mis en
terre comme les jets ;

Mais :

3° Pour ne pas briser ni ces jets libres, ni les jets attachés
aux tubercules, on les chaule après être mis en terre. On
laisse la fosse ouverte et on verse sur la plante une cuillerée
de chaulage liquide.

Dans les plantations soit hivernales de 1845, soit printa-
nières de 1846, il est essentiel de ne planter en pommes de
terre que des parcelles de terrain aussi éloignées que possible de parcelles actuellement infectées, car on conçoit que
la chance de la transmission par la conservation dans le sol
des graines du champignon est bien plus grande dans les
plantations rapprochées les unes des autres, que dans les
plantations faites à distance.

Lorsque M. le conseiller de Martius visita la Belgique, et
s'enquit dans nos différentes provinces de l'état de nos
pommes de terre, il m'apprit, dans une de ses conversations
si intéressantes, que les cultivateurs des bords du Rhin
avaient remarqué que la gangrène sèche attaquait plus
souvent les plantations de pomme de terre faites l'après-
midi que le matin, et il expliquait ce phénomène qui paraît
d'abord singulier par un fait fort simple. Quand le soleil a
passé le méridien, la chaleur des couches d'air est à son
maximum, cette chaleur accélère la vitalité des plantes,
leurs propagules voltigent plus facilement dans un air dilaté,
les insectes dans leur vol dispersent plus aisément une masse
de petits corps dont l'atmosphère est le véhicule, et la dissé-
mination de ces germes est alors à son maximum aussi. Le
cultivateur est plongé dans cette atmosphère et il y fait passer
la pomme de terre qu'il plante ; elle accroche les sporules
qui sont semées avec elle, et il arrive ici ce qui arrive aux
céréales non chaulées, c'est-à-dire que le poison croît avec
la plante et l'attaque plus tard pour la tuer. Il y aurait
d'après cela un conseil à donner aux cultivateurs de procéder le matin à la plantation des pommes de terre.

La conservation des pommes de terre échappées cette année au fléau dans les caves, les celliers, etc., déposera certainement des sporules du champignon dans ces mêmes lieux. Assainir ces caves, nettoyer, les badigeonner à la chaux sont d'excellents moyens pour détruire les sporules, et répandre de la chaux ou du charbon pilé sur le sol où les tubercules auront été étendus achèvera la série des procédés les plus rationnels et les plus.certains pour détruire, s'il est possible, le mal dans sa racine.

J'ai parlé des procédés de M. Grey. Cet agronome est tellement pénétré des vérités que révèle la physiologie de la pomme de terre, que pour obtenir sa récolte d'été en 1846, il plante ses tubercules vers le 20 octobre 1845, tubercules de la récolte de 1845 ; il leur fait passer l'hiver sous terre en lieu et place de leur croissance estivale, et demeure pleinement convaincu que les pommes de terre qui ont hiverné sous terre produisent plus et sont infiniment meilleures. Tout ceci sert à prouver que quoique la plante soit péruvienne d'origine, elle a fort peu à craindre de nos froids.

On se plaint qu'on n'aurait, pour ces cultures hivernales, ni assez de fumier ni assez de litière. On oublie que le meilleur engrais pour les pommes de terre est celui formé de substances végétales et notamment les plantes aquatiques. Celles-ci, dans beaucoup de pays, ne coûtent que les frais de les prendre. J'ai bien souvent, dans mes cours, préconisé la culture du topinambour, plante sur laquelle M. de Gasparin a, récemment encore, attiré l'attention des agronomes français. Le topinambour, s'il avait été cultivé dans notre pays, nous eût sauvés cette année d'une partie du désastre. C'est la plante la plus docile du monde, et qui, à l'heure qu'il est, est dans mes petites plantations d'une végétation magnifique. Un seul tubercule m'a donné 15 kilogrammes de fécule. Les porcs, qu'on est obligé aujourd'hui de vendre partout, faute de pommes de terre pour les nourrir, sont avides de ce produit. Les fanes, hautes de 8 à 9 pieds, forment une litière excellente et abondante. Si donc on entourait les champs, si on cultivait les berges des chemins avec les parcelles perdues de cette ancienne plante, on obtiendrait plus de paille et de litière qu'il n'en faudrait pour couvrir les pommes de terre en hiver. Les tiges, après avoir servi à cet usage, seraient encore utilisées dans les étables; car la moelle se pénètre de purin, et devient un fumier long d'excellent effet,

Les tubercules seraient de plus un bon mets pour l'homme, et surtout une excellente nourriture pour les animaux. La récolte des tiges du topinambour se fait du reste précisément à l'époque où les pommes de terre d'hiver seraient couvertes, si l'on tient à exécuter fidèlement ce qu'une prudence un peu méticuleuse, je l'avoue, semble commander.

Dans le midi de la France, et même déjà dans le milieu du royaume et sur son littoral, cette précaution sera inutile.

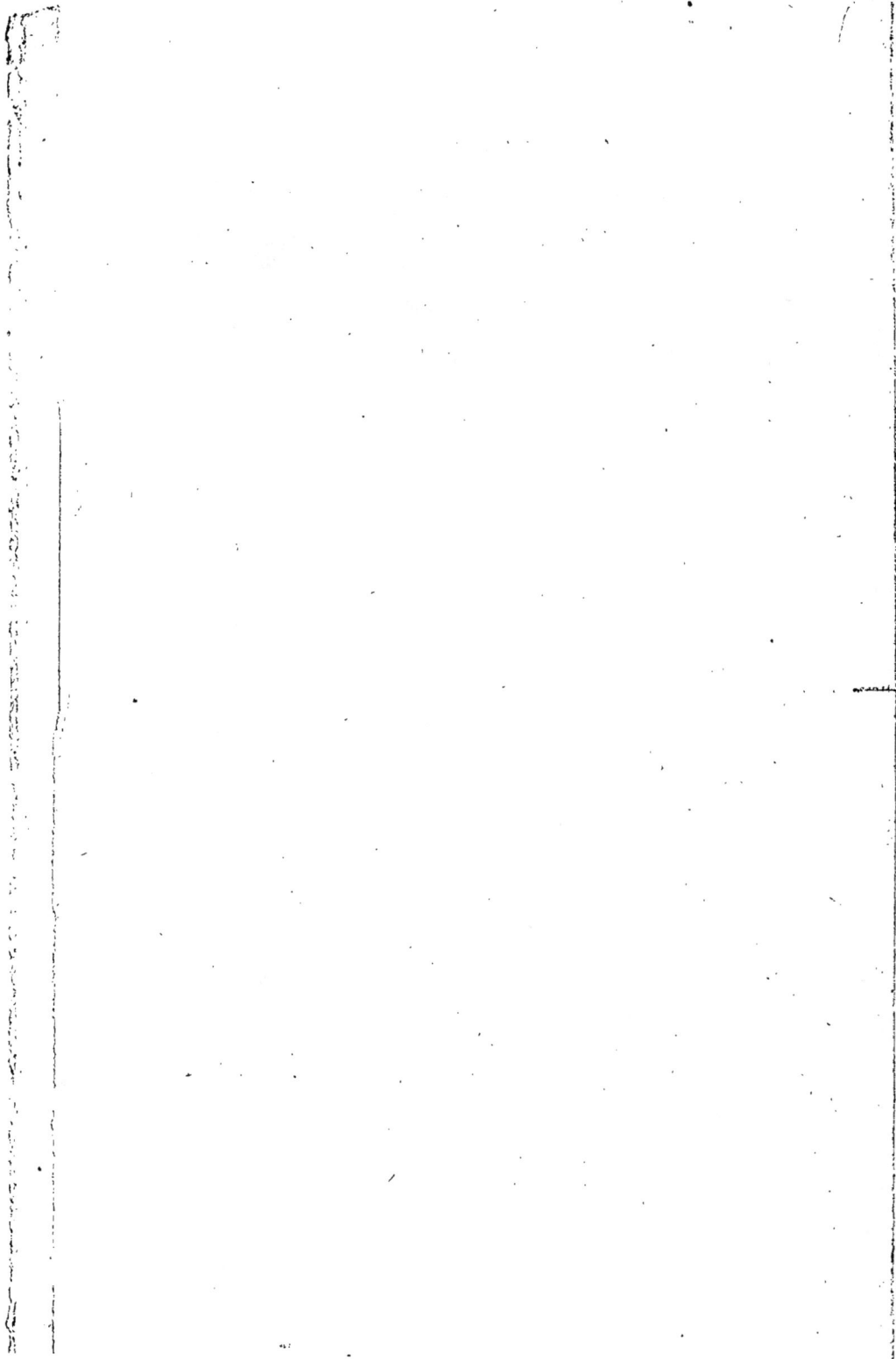

TROISIÈME PARTIE.

Renseignements sur le topinambour.

Les topinambours sont actuellement en pleine végétation, et les tubercules grossissent et mûrissent pendant le mois de septembre.

Le topinambour est une plante des plus robustes, et bien qu'originaire du Mexique, il ne gèle jamais dans nos climats. Il supporte fort aisément les froids de la Suède; mais, chose singulière! on ne le voit fleurir que rarement, et presque jamais il ne porte des graines mûres. Sa reproduction se fait donc par les tubercules.

Les sols les plus mauvais lui conviennent; je l'ai cultivé entre des pierres, dans de l'argile, dans du sable; partout il a donné de grands produits, et la seule station qui lui soit antipathique est celle des marais. Il va sans dire que, lorsqu'il a un bon terrain meuble et fumé à sa disposition, il en profite beaucoup et devient alors une plante des plus productives. A l'école d'agriculture de Bechelbronn, un hectare produit 330 hectolitres de tubercules, pesant 26,400 kilog., et le rendement moyen de la fane est de 7,500 kilog. par hectare. On peut même obtenir, et l'on a obtenu dans la récolte de 1839-40, par hectare, 441 hectolitres de tubercules, pesant 35,279 kilog. Au jardin botanique de Liége, un tubercule m'en a donné, terme moyen, trente, lesquels ont produit 15 kilog. de fécule propre à la nourriture.

Une chose essentielle à noter pour nos cultivateurs, c'est qu'il ne faut pas faire entrer le topinambour dans l'assolement ou la rotation (le retour des récoltes sur un même terrain). Une fois le topinambour cultivé dans un terrain, il n'en sort plus, ses racines pullulent continuellement, et font lever des plantes à chaque printemps. L'agronome Kade a cultivé le topinambour trente-trois ans de suite dans le même terrain et sans diminution de produit; il ne donnait ni fumier ni engrais. Depuis quatre ans, je le cultive aussi dans le même terrain, et ne le lève pas en hiver. Il ne gèle pas.

Je conseille donc de cultiver le topinambour le long des berges, des chemins, dans les parcelles perdues, sur les buttes abandonnées, le long des haies. Les propriétaires aisés feront bien de lui consacrer un carré exprès qui lui servira pour toujours et dont le produit sera excellent pour les animaux. On peut assurer que dans ces années, où je crains bien, je le dis sérieusement et avec douleur, que la culture des pommes de terre ne réponde plus à l'attente de nos populations, le topinambour rendra de grands services.

On plante le topinambour au printemps, quand on commence sa culture, mais je le répète, une fois planté, on laisse les plants à leur distance et on récolte entre eux. On met le tubercule en terre à 3 pouces de profondeur, en général à une profondeur égale à sa propre grosseur.

Les pieds portant une fane puissante, haute de 7, 8 et 9 pieds, formée de tiges fortes et grandes feuilles qui ressemblent à celles du grand soleil, doivent avoir de l'espace pour bien se développer. Dans une plantation en quinconce, on plante à 3 pieds de distance et les raies seront espacées de même. En ligne, 3 pieds de distance conviennent aussi.

La feuille peut servir de fourrage, mais on préfère ne pas la couper, afin de donner toute la végétation possible aux tubercules, dont le produit est le plus lucratif. D'ailleurs, la fane sèche de 7,800 kilogrammes par hectare est d'un excellent emploi pour litière, et, dans l'occasion actuelle, pour couverture des pommes de terre dans la culture hivernale.

M. Boussingault a parfaitement décrit et fait valoir le haut mérite du topinambour dans son précieux ouvrage sur l'économie rurale.

Comme litière, la fane est excellente, parce que la moelle est très-grande; elle se pénètre des urines et devient un bon fumier long par la suite. Comme fourrage, les feuilles sont aimées du bétail et constituent une nourriture saine.

Je sais bien que rien ne remplacera la pomme de terre comme nourriture du peuple. Je ne prétends pas que tout

le monde doive aimer les artichauts : on les aime ou on les
déteste ; mais ceux qui ne trouvent pas les fonds d'artichaut
mauvais, aimeront les tubercules de topinambours. J'aime
la bonne chère, comme tout homme qui a reçu de l'éduca-
tion et qui se porte bien, et j'avoue que je mange volontiers
et souvent les topinambours préparés dans les rôtis, cuits à
la moelle de bœuf ou passés à la sauce d'artichauts. Qu'on
me pardonne ces détails culinaires, mais quand on parle
nourriture, on est bien près de parler cuisine. Brillat-Sava-
rin, je pense, ne déplaît à personne.

Je le répète, mon but n'est pas d'engager le peuple à se
nourrir de topinambours. Ils sont bons cependant ; leur fécule, leur sucre, leur albumine, leurs matières grasses constituent un mets sain et de facile digestion ; mais là n'est
pas leur principal mérite. C'est comme nourriture de porcs,
chose si rare aujourd'hui, que le cultivateur intelligent em-
ploira ces tubercules avec succès. Les porcs en sont avides,
et le gros bétail les mange avec goût. La fane constituera
une bonne litière pour la culture hivernale des pommes de
terre, et après entrera dans les fumiers.

Toute la façon durant la végétation doit se borner à biner
et à butter, comme on le fait pour les pommes de terre.

1er octobre 1845.

TABLE DES MATIÈRES.

—

DEUXIÈME PARTIE.

FIN.

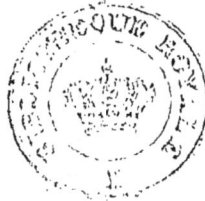

PARIS. — IMPRIMERIE DE FAIN ET THUNOT,

Rue Racine, 28, près de l'Odéon.

ENSEIGNEMENT PRIMAIRE

COURS COMPLET D'ÉTUDES

POUR

LES SCIENCES PHYSIQUES ET NATURELLES

PUBLIÉ PAR

MM. Aug. MORREN

Doyen de la Faculté des Sciences de [...]

Ch. MORREN

Professeur de Botanique et d'Agriculture à l'Université [...]

En sept volumes grand [...]

Se vendant séparément à fr. [...]

Notions élémentaires de Physique,

de Zoologie,

de Botanique,

de Chimie,

de Minéralogie [...]

d'Agriculture [...]

d'Économie [...]

Les auteurs ont eu pour but de régler [...]
premières notions des sciences précédentes [...]
en leçons ou chapitres, terminé chacun [...]
qui facilitera aux maîtres [...]
ces sciences à leurs élèves, à leur [...]

LIÉGE — IMPRIMERIE DE [...]
Rue [...]